Le 7 54

DU

CHOLERA-MORBUS,

ET

DES MOYENS DE S'EN PRÉSERVER;

OUVRAGE SPÉCIALEMENT DESTINÉ AUX GENS DU MONDE,

ET CONTENANT

TOUT CE QU'IL EST ESSENTIEL DE CONNAITRE POUR SE SOUS-
TRAIRE A CETTE MALADIE;

Par M. Félix ROLLET,

Docteur en Médecine de la Faculté de Paris, ancien Élève de l'École-Pratique,
Médecin-Adjoint de l'armée d'Afrique.

———◦———

PRIX : 1 FRANC.

———◦———

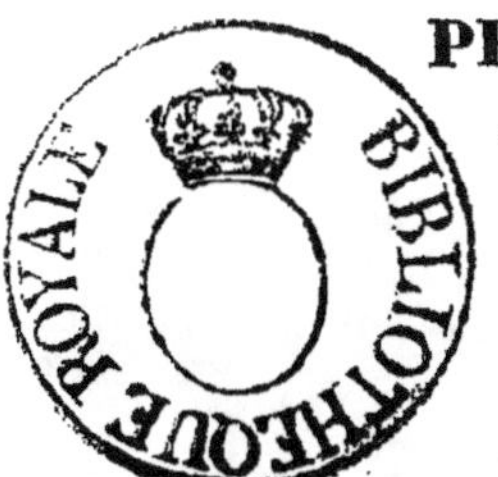

A PARIS,

Chez DELAUNAY, LIBRAIRE, PALAIS-ROYAL,
PÉRISTYLE VALOIS;

Et chez L'AUTEUR, rue du Four Saint-Germain, n°. 17.

1831.

DU

CHOLERA-MORBUS,

ET

DES MOYENS DE S'EN PRÉSERVER.

Au moment où le cholera-morbus promène son fléau destructeur sur une grande partie de l'Europe et vient menacer nos contrées, je crois rendre un service à l'humanité en publiant un précis historique de cette maladie. Je ne ferai qu'indiquer sommairement son histoire; j'appuierai un peu plus sur les causes qui la produisent; je tracerai succinctement le tableau des symptômes qui la caractérisent dans ses différens degrés; je donnerai quelques idées générales sur les moyens curatifs dans les cas légers, car je veux que les gens du monde auxquels je destine ce petit opuscule soient bien convaincus que dans les cas graves mon ouvrage ne peut les dispenser d'appeler un médecin. Ce sont plutôt des conseils hygiéniques que je veux donner qu'un traité complet sur le cholera-morbus. Il y a, selon moi, autant de mérite à un médecin de donner des conseils propres à prévenir une maladie que de la guérir lorsqu'elle s'est déclarée. Ce sera pour moi la plus noble des récompenses si le peu de mots que je vais tracer sur une des maladies les plus cruelles dont l'humanité soit affligée ont pu inspirer à mes lecteurs l'idée de prendre toutes les précautions possibles pour s'en préserver. Mon triomphe, pour être moins éclatant, n'en sera pas moins cher à ma conscience.

Je déclare d'avance que je n'ai jamais observé d'épidémie de cholera-morbus ; mais la position dans laquelle je me suis trouvé à l'armée, dans le midi de l'Espagne, où j'ai resté trois ans ; à Alger, où j'ai été soumis avec notre armée à l'influence des causes qui produisent le plus ordinairement le cholera-morbus, les différentes observations que j'ai faites sur cette maladie dans les deux pays que je viens d'indiquer, me mériteront, j'espère, quelque confiance de la part de ceux qui me liront.

HISTOIRE.

Le cholera-morbus était déjà connu du temps d'Hippocrate, qui en distinguait deux espèces, le sec et l'humide, selon qu'il était ou non accompagné de déjections. Beaucoup d'auteurs, Sydenham, F. Hoffmann, etc., ont écrit sur le cholera-morbus ; mais ce n'est véritablement que depuis l'admirable révolution qu'a subie la médecine qu'on est parvenu à bien connaître la nature de cette maladie, et par conséquent les moyens de la traiter avec quelque succès.

On lira avec un très grand intérêt l'opinion de M. Geoffroy dans le Tome V du *Dictionnaire des Sciences médicales;* le mémoire de M. Deville sur l'épidémie du cholera-morbus qui a régné au Bengale pendant l'été de 1818; les documens fournis par M. Gravier, et qui sont consignés dans les *Annales de la médecine physiologique* (mars 1827), et l'ouvrage que vient de publier le savant M. Moreau de Jonnès, dans lequel on trouvera la marche progressive qu'a suivie cette terrible maladie depuis l'Inde jusqu'aux contrées de l'Europe les plus rapprochées de nous.

C'est pour rendre ce petit ouvrage moins volumineux et le mettre à la portée de tout le monde que j'indique ici le plus brièvement possible les sources auxquelles pourront puiser ceux qui voudraient avoir une connaissance plus étendue du sujet que je traite : je ne veux dire que l'indispensable.

CAUSES.

Le cholera-morbus s'observe dans sa plus grande intensité lorsqu'il y a passage brusque d'une température élevée à une température basse. Cette transition se trouvant à son maximum dans l'Inde, où les jours sont très chauds et les nuits très froides, on l'observe tous les ans dans cette contrée du globe ; ainsi qu'au Sénégal, où depuis le mois de décembre jusqu'au mois de mai le thermomètre s'élève de dix à deux heures jusqu'à 37°. et au-dessus, tandis que de deux heures jusqu'au lendemain matin le thermomètre descend à 10°. Il est encore endémique en Espagne et en Italie, mais à un moindre degré. Il y a deux cents ans qu'une épidémie de cholera-morbus ravagea l'Europe ; cette maladie était connue alors sous le nom de *trousse-galant*.

Le cholera-morbus devint épidémique au Bengale en 1818. A cette époque la chaleur du jour s'éleva jusqu'à 46°., tandis que celle de la nuit était de 15 ou 16°.

En 1822, on observa une épidémie de cholera-morbus à Lyon à la suite d'une transition subite de température. Une semblable épidémie a été observée à Paris en 1750. Ainsi, la transition subite d'une température chaude à une température froide peut être regardée comme une des causes les plus générales du cholera-morbus ; mais c'est surtout lorsqu'à une température chaude et humide en succède une froide et humide.

Le cholera-morbus se développe aussi sous l'influence des causes qui troublent l'équilibre de nos fonctions. La suppression de la transpiration, l'immersion dans un bain froid lorsque la peau transpire, l'ingestion de boissons froides dans

l'estomac, l'usage des glaces pendant le travail de la digestion. (Il y a quelques années que la police fit une descente au
café de la Rotonde au Palais-Royal pour analyser les glaces
que le limonadier donnait aux consommateurs, parce
que plusieurs d'entre eux avaient éprouvé tous les symptômes
d'un empoisonnement. Les glaces furent trouvées très bien
préparées, et des informations plus exactes apprirent que
tous les individus incommodés avaient pris ces glaces moins
de deux heures après le dîner, et avaient été, non pas empoi-
sonnés, mais pris d'une véritable attaque de cholera-morbus.)

Une mauvaise alimentation dispose à contracter cette maladie : l'usage trop abondant des fruits, et surtout des fruits
qui n'ont pas encore atteint leur degré de maturité. Du me-
lon, de la pêche, des prunes, des fraises, etc., peuvent dé-
velopper le cholera-morbus.

Les viandes ou les poissons salés, fumés ou faisandés, les
huîtres malsaines, les œufs de certains poissons, tels que
ceux du brochet, du barbeau.

L'ingestion de certains médicamens administrés à contre-
temps ou à trop forte dose, tels que les purgatifs salins et
drastiques.

Une émotion vive, un violent accès de colère qui couvre
subitement la peau de sueur, peuvent réagir en même temps
sur le système nerveux et porter une vive irritation vers l'estomac et le reste du tube intestinal.

C'est principalement à ces dernières causes qu'on doit le
développement du cholera-morbus chez quelques individus
seulement, dans toutes les saisons et sous toutes les lati-
tudes.

Une constitution lymphatique, un régime de vie irrégu-
lier, une alimentation de mauvaise nature, des vêtemens
malpropres ou qui ne recouvrent pas toutes les parties du

corps, sont aussi des causes prédisposantes de la maladie dont je parle.

Il est encore d'autres causes qui échappent à la perspicacité des médecins les plus judicieux ; mais elles ne se présentent que très rarement ou agissent en général sur un si petit nombre d'individus, qu'il ne faut point s'en effrayer.

Le cholera-morbus attaque les individus de tout âge et des deux sexes ; cependant les vieillards et les enfans y sont moins exposés que les adultes, et les femmes un peu moins que les hommes ; les malheureux plus que les riches.

Le cholera-morbus est-il contagieux ? *c'est-à-dire se communique-t-il d'un individu malade à un individu sain sans autre influence que le contact.*

Voilà une question grave et que je voudrais pouvoir résoudre de manière à dissiper un peu la peur qu'on a de la contagion. Ce serait un des meilleurs préservatifs que je pourrais indiquer, car la peur est aussi une cause terrible du développement de cette maladie comme de beaucoup d'autres.

Je ne puis pas traiter cette question aussi largement que je le désirerais ; mais en interrogeant ma conscience, elle me dit : non, le cholera-morbus n'est pas contagieux. Il peut me rester quelques doutes sur la contagion de quelques autres maladies ; mais l'idée que j'ai du cholera-morbus ne me permet pas de croire à sa propagation par le seul contact.

Je conçois pourtant qu'un grand nombre d'individus atteints de cholera-morbus, renfermés dans un endroit resserré et mal sain, forment là un foyer d'infection où des individus viendront puiser le germe de plusieurs maladies parmi lesquelles pourra se trouver le cholera-morbus ; mais alors c'est par infection que cette maladie s'est propagée, et on verra dans ce même lieu des individus sains contracter tout aussi bien une autre maladie, telle que la diarrhée, la dyssenterie, le typhus, que le cholera-morbus.

On est assez généralement dans l'erreur sur le mot contagion (je prie le lecteur de reporter son attention sur la définition que je viens d'en donner plus haut). Lorsqu'une maladie se déclare dans un pays d'une manière épidémique, c'est-à-dire qu'elle attaque à-la-fois un grand nombre d'individus, le vulgaire, qui ne sait point apprécier les causes qui ont produit cette maladie, est disposé à croire qu'elle se propage par contagion; et que les derniers individus qui ont été atteints de cette maladie, en ont pris le germe chez leurs voisins, chez leurs amis, en allant les visiter, sans tenir compte des conditions particulières dans lesquelles chaque individu se trouve; condition qui le rend plus susceptible de contracter telle ou telle maladie, ou de résister plus ou moins long-temps à l'influence des causes qui déterminent ces maladies.

Ne parlons ici que du cholera-morbus. Nous avons vu que cette maladie ne devient épidémique, même dans les pays chauds, que sous l'influence d'une transition subite de température, et pour parler plus généralement, disons sous l'influence d'une condition atmosphérique quelconque.

Or, pour me servir d'un langage vulgaire, lorsqu'il fait très chaud à midi à Paris, et très froid le soir, il est certain que tous les habitans de cette ville sont soumis à la même influence du chaud et du froid. Cent, deux cents, trois cents individus seulement, plus disposés que les autres, contractent une maladie semblable, le cholera-morbus. La condition atmosphérique persiste, cent, deux cents, trois cents autres individus qui avaient résisté d'abord, tombent malades, puis le lendemain, cent autres et ainsi de suite. Me dira-t-on que les derniers individus qui sont tombés malades ont pris leur maladie auprès des premiers? Non, mille fois, non; vous étiez plus robustes que les premiers, vous jouissiez d'une meilleure santé, vous étiez mieux préservés du froid, vous aviez une vie plus régulière, une alimentation plus saine, etc., et voilà pourquoi vous avez résisté plus long-temps; mais ce n'est ni votre voisin, ni votre ami que vous avez visités, qui vous ont donné le cholera-morbus : c'est la transition subite du chaud au froid, à laquelle vous avez été soumis comme eux, qui a développé, chez vous comme chez eux, la maladie dont vous êtes atteint.

Si la même maladie s'est déclarée à Saint-Cloud, à Versailles, dans tous les environs de Paris, dans des provinces éloignées, dira-t-on que ce sont des individus venant de Paris qui ont apporté cette maladie dans tous ces pays? N'est-il pas plus raisonnable de croire que la même influence atmosphérique s'est fait sentir dans toutes ces contrées comme à Paris, et y a produit les mêmes effets ?

Voilà comment je conçois que le cholera-morbus se propage; mais, comme tout le monde n'est pas de mon avis, et qu'avant tout je veux être utile, je ne vois pas d'inconvénient à ce qu'on ne s'approche que le moins possible d'un individu atteint du cholera-morbus, à moins qu'on y soit appelé pour lui donner des soins, auquel cas j'engage à ne pas redouter le danger.

DE LA NATURE ET DU SIÉGE DU CHOLERA-MORBUS.

Le médecin ne peut traiter convenablement une maladie s'il n'en connaît parfaitement la nature et le siége. Les auteurs ont émis bien des opinions sur la nature du cholera-morbus; mais depuis que l'investigation cadavérique a jeté tant de lumière sur la nature et le siége des maladies, depuis que la médecine repose, dans un très grand nombre de cas, au moins, sur des bases positives, on ne peut douter de la nature inflammatoire du cholera-morbus, et que son siége ne soit dans l'estomac et les intestins; c'est ce qui résulte des autopsies faites par M. Gravier dans l'Inde, par M. Chauffard d'Avignon ; c'est ce qui résulte de ma propre expérience et de celle de beaucoup d'autres médecins. Je dois pourtant ajouter que le cholera-morbus n'est point immédiatement inflammatoire, et que lorsqu'un individu succombe subitement à cette maladie, épuisé par l'excès de la douleur, on ne trouve pas toujours l'estomac ni les intestins enflammés : c'est alors le système nerveux de ces organes qui est atteint, et d'une manière si violente, que l'inflammation n'a pas eu le temps de se déclarer.

SYMPTÔMES.

Dans nos contrées, le cholera-morbus débute ordinairement d'une manière moins violente que dans les pays où il est endémique, comme dans l'Inde, par exemple ; il est précédé de maux de tête plus ou moins violens, de hoquets, de nausées, de coliques ; le malade éprouve de la chaleur et une douleur vive vers la région de l'estomac, une très grande soif ; il rend des vents par le haut et par le bas, il se déclare de la fièvre, il survient des crampes dans les jambes. Le plus ordinairement c'est pendant la nuit que tous ces symptômes se déclarent, et dans l'espace de quelques heures ils acquièrent une violence extrême.

Comme dans l'Inde, au Sénégal, au Bengale, le cholera-morbus débute quelquefois d'une manière brusque et violente.

Le malade est pris de vomissemens d'une matière ressemblant assez à de l'eau, dans laquelle on aurait battu un blanc d'œuf. Quelquefois cette eau est limpide, verdâtre. D'autres fois elle est mêlée d'alimens mal digérés. On y rencontre même des vers. Des coliques, des tranchées violentes se déclarent et sont suivies de selles très fréquentes.

Tous ces symptômes s'accroissent avec rapidité ; le malade est dans une anxiété extrême, il s'agite en tous sens ; ses traits se décomposent, son pouls devient petit, serré. Les douleurs de l'estomac et des intestins deviennent de plus en plus violentes ; la matière des vomissemens et des selles devient verdâtre, porracée, puis noirâtre, ou couleur de lie de vin. Les évacuations se succèdent avec une effrayante rapidité. Les douleurs deviennent atroces, la face s'altère de plus en plus ; les yeux sont ternes, hagards, enfoncés ; le malade est dévoré par la soif ; il ne sait quelle position tenir dans son lit. Sa langue devient rouge, se dessèche ; il ne peut bientôt plus avaler aucune boisson. Les pieds et les mains se refroidissent. Toute la partie supérieure du corps, la tête, la poitrine, se couvrent d'une sueur froide ; les urines sont supprimées. Les coliques, les crampes, les vomissemens, les selles ne laissent plus un instant de repos au malade. Sa voix est affaiblie ; la respiration devient embarrassée ; des mouvemens nerveux involontaires se manifestent dans ses mains, puis dans tous les membres : son corps se replie sur lui-même. Les douleurs deviennent atroces ; d'horribles convulsions se déclarent. Les traits se décomposent de plus en plus ; la voix s'éteint, le délire survient, puis le coma. Le pouls est presque insensible et intermittent. Enfin au bout de quelques heures, la mort vient mettre un terme à de si cruelles souffrances, si de prompts et efficaces secours n'ont été administrés.

D'après M. Gravier, qui a observé le cholera-morbus dans l'Inde, il n'est pas rare de voir cette maladie enlever les hommes les plus robustes en moins d'une heure ou deux ; rarement la maladie se prolonge au-delà de vingt-quatre heures ; mais chez nous la mort arrive rarement avant le deuxième jour, et la maladie se prolonge quelquefois pendant cinq ou six jours. Cependant s'il se déclarait une épidémie de cho-

lera-morbus, il serait à craindre que la marche de la maladie
n'acquît une rapidité presque égale à celle qu'on observe dans
l'Inde.

Lorsque le cholera-morbus est produit par une transition
subite de température, il est beaucoup plus meurtrier que
lorsqu'il résulte de l'ingestion de glaces, de boissons froides
dans l'estomac. Dans ce dernier cas les malades guérissent
assez ordinairement.

MOYENS CURATIFS.

D'après le tableau que je viens de tracer de cette affreuse
maladie, on doit voir que les secours doivent être administrés
promptement.

Je n'indiquerai pourtant pas d'une manière complète les
moyens curatifs à opposer à cette terrible maladie. Ce petit
ouvrage étant destiné aux gens du monde, la plupart inhabiles
à bien discerner l'opportunité d'un remède, je craindrais de
mettre entre leurs mains un instrument qui pourrait leur de-
venir funeste.

J'insiste de nouveau sur la nécessité d'appeler immédiatement un médecin, lorsque quelques symptômes alarmans
viendront à se déclarer.

Je dirai seulement que, dès le début de la maladie, le moyen
le plus efficace pour en arrêter les progrès c'est d'exciter la
transpiration ; s'il était possible de se plonger dans un bain
de vapeur, on en retirerait un avantage immense : mais les
bains de vapeurs n'étant point à la portée de tout le monde,
on peut les remplacer par un bain d'eau chaude, en ayant soin
de se recouvrir en sortant d'un drap bien chauffé, et de se
coucher de suite dans un lit bien bassiné. On devra dans tous
les cas appliquer des serviettes chaudes sur l'estomac et l'abdomen ; rappeler la chaleur aux extrémités au moyen d'une

ou deux bouteilles de terre remplies d'eau bouillante que l'on placera au pied de son lit, et s'envelopper les mains dans une serviette bien chauffée, que l'on renouvellera très souvent, ainsi que celle du ventre.

Un excellent moyen de provoquer la transpiration, c'est de boire abondamment une infusion de fleurs de sureau tiède légèrement sucrée.

Comme la maladie est plus spécialement nerveuse à son début, on pourrait faire avec succès usage d'une potion composée de quatre onces d'eau de laitue, d'une once de sirop de fleurs d'orange, dix gouttes d'éther sulfurique et quinze ou vingt gouttes de laudanum. On prendrait cette potion en six ou huit fois, de quart-d'heure en quart-d'heure ; mais il faudrait la cesser si les douleurs s'étaient calmées après les premières doses. Ce n'est d'ailleurs qu'avec beaucoup de circonspection qu'il faut faire usage de cette potion, qui contient de l'opium. Quoique ce remède soit très convenable dans le traitement du cholera-morbus, l'abus en deviendrait funeste. D'ailleurs, cette potion ne convient qu'autant que la maladie n'a pas acquis un haut degré d'intensité. Des lavemens émolliens et légèrement opiacés sont aussi très convenables.

Les médecins anglais et quelques autres ont employé les purgatifs les plus violens dans le traitement du cholera-morbus ; c'est une méthode incendiaire, dont il faut bien se garder. Ce serait jeter de l'huile sur le feu ; ce serait accroître les douleurs. L'expérience a démontré les funestes résultats de pareils moyens.

Si, au moyen de toutes ces précautions, on n'a pu arrêter la marche de la maladie, il est essentiel de recourir le plus tôt possible à une application de vingt, trente ou quarante sangsues dans le creux de l'estomac, selon la force de l'individu ; réitérer cette application quelques heures après, si les douleurs ne sont pas entièrement dissipées, et avoir le soin de l'entretenir constamment sur le ventre un morceau de flanelle trempé dans une décoction chaude de feuilles de mauve ou de racine de guimauve et de têtes de pavots. Lorsque la maladie est arrivée à ce point, l'eau pure, et à la température ordinaire, ou froide, est vraiment la seule boisson convenable. C'est au médecin d'ailleurs à diriger le traitement ; les personnes étrangères à la médecine ne pourraient le faire sans danger.

MOYENS PRÉSERVATIFS.

En entrant dans quelques détails sur toutes les causes qui produisent le cholera-morbus, j'ai indiqué d'avance tout ce qu'il convient de faire pour s'en préserver : il ne faut que se soustraire à ces causes.

La transition subite d'une température chaude à une température froide étant la cause la plus générale du développement du cholera-morbus, il faut chercher, autant que possible, à se préserver du froid. L'usage de gilets de flanelle descendant jusqu'au bas-vente est un moyen très efficace. Une ceinture de laine qui recouvrirait tout l'abdomen, peut remplacer jusqu'à un certain point les gilets de flanelle.

Pour ceux dont la peau est trop irritée par le contact immédiat de la laine, je leur conseille de se vêtir chaudement, surtout le soir. Il faut éviter soigneusement de rester dehors trop tard, au moment où l'humidité vaporisée par le soleil dans le courant du jour, retombe le soir sous la forme d'une rosée imperceptible, arrive jusqu'à la peau en pénétrant les vêtemens, et arrête subitement la transpiration.

Lorsqu'on reste le soir dans son appartement, il faut avoir soin de ne pas trop se découvrir.

Il est de la plus haute importance d'observer un régime de vie régulier ; de ne faire usage que d'alimens sains ; ne manger que modérément des fruits de la saison, et rejeter tous ceux qui n'auraient pas atteint une maturité complète. Parmi ces fruits, il faut surtout redouter la pêche et les prunes.

On a, surtout à Paris, la mauvaise habitude de prendre des boissons glacées pendant le repas, de faire refroidir les melons dans un vase d'eau à la glace ; on va souvent prendre des glaces, moins de deux ou trois heures après un repas copieux, lorsque la digestion n'est pas terminée ; sans doute un estomac robuste peut résister à tout cela, mais il en est d'autres qui n'y résistent pas ; et, s'il arrivait une condition atmosphérique telle qu'elle développât une épidémie de cholera-morbus, rien ne serait plus propre à favoriser ce développement chez certains individus, que l'usage de toutes ces boissons et de tous ces alimens glacés.

Lorsque dans l'été les soirées deviennent froides et que la transpiration est ralentie, l'usage du thé serait très convenable pour la provoquer, et deviendrait par là un excellent préservatif.

Tout le monde sait qu'il y a de grands inconvéniens à se plonger dans un bain froid, lorsqu'on transpire ; ceci n'a besoin que d'être indiqué.

Tel est le résumé succinct des précautions à prendre pour prévenir une maladie qui enlève ses victimes avec une rapidité affrayante ; je n'ai pas dit tout ce que j'aurais pu dire sur le cholera-morbus ; mais je crois n'avoir rien omis d'essentiel. Désirant être utile au plus grand nombre, si j'avais publié un ouvrage plus volumineux, il n'eût pas été à la portée de toutes les bourses. J'ai donc cru, d'après cette considération, devoir me restreindre à l'indispensable. Si je suis assez heureux pour avoir mérité quelque confiance, je m'empresserai de donner de plus longs détails à tous ceux qui voudront bien me consulter. On me trouvera tous les jours dans mon Cabinet, rue du Four-Saint-Germain, n°. 17, le matin de 10 à 11 heures, et le soir, de 4 à 5 heures. Je répondrai également à toutes les lettres affranchies.

IMPRIMERIE DE PIHAN DELAFOREST (MORINVAL),
34, RUE DES BONS-ENFANS.